POURRITURE D'HOPITAL

TRAITEMENT

DE CETTE AFFECTION PAR LE CAMPHRE EN POUDRE

PAR

M. LE DR A. NETTER

MÉDECIN PRINCIPAL

PARIS

TYPOGRAPHIE A. POUGIN

13, QUAI VOLTAIRE, 13

1871

POURRITURE D'HOPITAL

—

TRAITEMENT

DE CETTE AFFECTION PAR LE CAMPHRE EN POUDRE

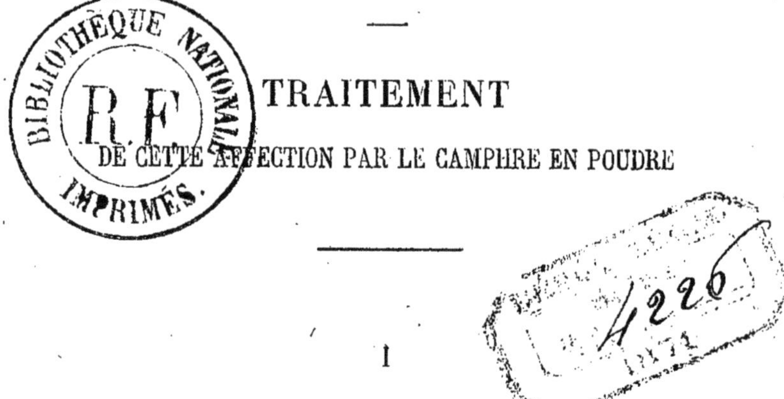

—

I

A M. le Dr E. Le Sourd, directeur de la GAZETTE
DES HÔPITAUX.

Monsieur le Directeur,

Tout d'abord, deux prières à MM. les chirurgiens de Paris :
l'une de ne pas voir en moi un disciple de Raspail, honneur que
je suis loin de mériter, n'ayant jamais fumé la moindre cigarette
de camphre. L'autre prière est de ne pas repousser d'emblée
une innovation par cela seul qu'elle vient de province ; si l'appui
déjà prêté par l'Académie des sciences à mes communications sur
ce sujet (voir les *Comptes rendus*) ne devait pas me garantir
contre le péché traditionnel, peut-être un simple coup d'œil
sur les propositions suivantes me vaudra-t-il un meilleur
accueil.

1° La pourriture d'hôpital étant une destruction particulière
du tissu cellulo-graisseux sous-cutané et intermusculaire, forcément la matière détruite, dite *matière pulpeuse*, contient *beaucoup de graisse.*

2° Cela posé, il convient de noter une particularité physico-chimique de l'action du camphre sur les graisses. Le camphre a la propriété de se dissoudre dans les huiles, et si on mélange de la poudre de camphre avec de la graisse, celle-ci *se liquéfie à une température tant soit peu élevée;* c'est ainsi qu'en été, les pharmaciens, voulant conserver la pommade camphrée, se dépêchent de la descendre dans la cave, tandis que l'axonge pure est laissée dans les magasins ordinaires.

3° Partant de là, si, dans la pourriture d'hôpital, on saupoudre de poudre de camphre la matière pulpeuse si riche en graisse, forcément la matière pulpeuse se liquéfie à la température $+37$ du corps humain, et, devenue fluide, elle s'écoule, de sorte que l'on arrive rapidement sur le fond vivant des tissus, la poudre ayant été employée toutefois en quantité suffisante.

4° Traiter la pourriture d'hôpital avec le camphre en poudre, c'est donc par le fait la traiter avec *l'huile camphrée*, à la différence près qu'ici l'huile se trouvera prise dans les plaies mêmes des sujets atteints.

5° Le phénomène physico-chimique étant un fait constant, je dis que la guérison aura lieu dans tous les cas, sans exception aucune ; arrivera-t-il qu'elle se fasse attendre, c'est qu'il y aura des obstacles provenant soit de particularités anatomiques des régions atteintes (présence d'aponévroses ou de fascia superficialis), soit de complications morbides existant concomitamment (inflammation, hémorrhagie, érysipèle, infection purulente), toutes conditions particulières, indépendantes et auxquelles il faudra remédier simultanément.

La question étant posée ainsi, peut-être les faits que je vais relater perdront-ils tout caractère merveilleux.

Veuillez agréer, monsieur le Directeur, l'expression de mes sentiments dévoués.

A. NETTER,
Médecin principal à Rennes.

II

Dans le courant d'octobre, à Rennes, je m'occupais, selon mes habitudes et aptitudes, du traitement des maladies internes, quand le chirurgien de l'établissement, M. Aubry, ancien proesseur de l'école de la ville, membre de la Société de chirurgie de Paris, m'appela en consultation pour un cas de pourriture d'hôpital. J'ai employé, me dit-il, les moyens ordinaires, et le sujet va de mal en pis. Il ne me reste qu'à recourir au fer rouge; mais la plaie étant située à la partie antérieure de la cuisse et se trouvant creusée jusqu'à l'artère, je crains d'intéresser ce vaisseau. Ne m'étant jamais occupé de la question, du moins au point de vue chirurgical, je me rendis à contre-cœur à la consultation, ne pensant pas pouvoir émettre un avis utile. Cependant, à la vue de la plaie, je fus frappé de sa couleur *grisâtre*, qui me rappela incontinent une toute autre affection, *le phagédénisme des chancres*. Il y a environ sept ans, à Strasbourg, j'ai été chargé temporairement du service des vénériens, et c'est là que j'ai vu cette autre maladie qui cédait admirablement au camphre en poudre. J'avais demandé à mon prédécesseur dans le service, M. Leuret, aujourd'hui en retraite à Strasbourg, ce qu'il faisait en semblable occurrence, et c'est lui qui m'a indiqué ce remède contre le phagédénisme des chancres, moyen empirique et dont je ne connaissais nullement alors le mode d'action. Pour en revenir au cas de pourriture d'hôpital, maintenant offert, et eu égard au danger de l'application du fer rouge, je propose à M. Aubry d'employer ici aussi le camphre en poudre. Or la guérison s'ensuivit ici aussi avec une telle rapidité que nous en fûmes tous émerveillés. Si je n'avais pas vu moi-même le fait, disait M. Aubry, je ne l'aurais pas cru possible. Voici au surplus l'observation même rédigée par mon honoré confrère :

Le nommé Grosse (Pierre), âgé de 24 ans, brigadier au 10ᵉ d'artillerie, fut atteint, à la bataille de Sedan, d'un éclat d'obus qui produisit, à la face externe de la cuisse gauche, une plaie de 1 centimètre et demi de diamètre environ. Évacué à Cambrai, il fut quelques jours après transféré à Rouen, où on lui pratiqua sur la face interne de la cuisse une ouverture pour extraire le projectile. De là il fut transporté, le 23 septembre, à l'hôpital militaire de Rennes; pendant les deux premières semaines, les deux plaies présentèrent un très-bon aspect; déjà même l'ouverture d'entrée était crmée et l'ouverture de sortie, de 3 centimètres de diamètre environ, commençait à se cicatriser, lorsque survint la pourriture d'hôpital, par suite d'encombrement, les exigences du service ayant forcé de placer dans la salle un grand nombre de fiévreux; alors la plaie s'agrandit par une sorte d'ulcération gangréneuse, et ce fut sans succès qu'on dirigea contre cette complication l'emploi des moyens suivants : pansement trois fois par jour avec charpie imbibée d'alcool phéniqué; lavage minutieux de la plaie à chaque pansement; un peu plus tard, cautérisation quotidienne de la plaie avec la solution titrée de perchlorure de fer; enfin pansement avec cette même solution d'après la méthode du docteur Salleron; à l'intérieur, emploi des toniques sous toutes les formes.

Malgré l'emploi de ces moyens, les choses empiraient, et le chef de service se proposait de recourir à la cautérisation au fer rouge. Appelé à donner son avis, M. le médecin principal proposa alors l'emploi du camphre en nature comme mode de pansement; dès le lendemain, une amélioration sensible était survenue; le troisième ou le quatrième jour, la plaie avait perdu tout aspect phagédénique, les bourgeons de bonne nature s'étaient développés, les douleurs avaient disparu, et aujourd'hui, 2 novembre, il ne paraît aucune trace de pourriture; les deux plaies semblent être en voie de cicatrisation.

Telle est la première observation, celle-ci fournie par M. Aubry; on y voit :

1° Que le camphre en poudre a réussi après échecs des autres remèdes;

2° Que dès le lendemain de la première application une amélioration sensible a été observée, effet immédiat que nous aurons l'occasion de constater dans mainte observation. Quant au mode d'action du camphre portant sur la liquéfaction de la matière pulpeuse, c'est dans une autre observation que se révèlera ce mécanisme;

3° Je ne suis pas le premier à signaler un rapport entre la pourriture d'hôpital et le phagédénisme des chancres. C'est ainsi que M. Salleron a employé le perchorure de fer dans l'une et l'autre affection, parce que, dit-il, *elles offrent entre elles une grande ressemblance.* Et en effet, dans les deux affections, l'extension destructive de l'ulcère peut intéresser les parties seulement à la surface, horizontalement (*forme serpigineuse*), ou bien au contraire les affecter dans la profondeur (forme dite *térébrante*).

D'autre part, dans l'une comme dans l'autre affection, l'ulcère peut ou rester atonique ou bien se compliquer d'inflammation amenant partiellement des escarres noires ; bords· livides, décolés, sérosités infiltrant les tissus, tout cela a aussi été noté des deux côtés. Cependant, quand j'ai été appelé auprès du blessé de M. Aubry, ce qui m'a frappé tout aussitôt au point de vue de a ressemblance avec le phagédénisme des chancres, c'est la *couleur de la matière pulpeuse*, couleur d'un *gris particulier*. Que signifie une ressemblance portant sur tant de points ? Est-ce qu'il y a identité de cause et de nature ? Assurément non.

La pourriture d'hôpital est une maladie contagieuse, et le phagédénisme des chancres (Cullerier) ne se reproduit pas par l'inoculation. Au surplus, s'il y avait identité de cause et de nature entre les deux états morbides, les chirurgiens des hôpitaux rencontreraient la pourriture d'hôpital aussi fréquemment que le phagédénisme des chancres, tandis qu'ils peuvent arriver au terme de leur carrière sans avoir jamais vu l'accident survenant chez les lessés. Donc la ressemblance se trouve seulement porter sur les altérations anatomiques, abstraction faite de cause et de nature, ressemblance uniquement d'aspect et de forme, analogue à celle qui existe, exemple saisissant, entre les pustules vaccinales et les pustules stibiées, nonobstant les différences, ici aussi, de cause et de nature.

J'ai dû entrer dans ces considérations pour les motifs que voici : la pourriture d'hôpital et le phagédénisme des chancres s'améliorant avec la même rapidité sous l'influence de la poudre de camphre, et les deux maladies tenant à des causes différentes, il ne faut pas surtout croire à une action fermenticide du remède, idée préconçue qui pourrait obscurcir l'observation ultérieure, mais se demander si dans les deux cas le mode d'agir du camphre ne consisterait pas uniquement dans la modification anatomique signalée, à savoir la liquéfaction de la graisse à la température + 37 du corps.

III

Chargé pendant la guerre de missions médicales dans diverses localités de la Bretagne, l'une d'elles m'amène, dans les premiers jours de novembre, à Saint-Malo. A l'hôpital, on me montra un vénérien qui avait un affreux ulcère à la partie supérieure de la cuisse droite, à la face interne, tout en haut, juste dans l'interstice de la cuisse et des bourses qu'il fallait écarter pour l'examen. Il y avait là un trou profond, rempli d'une matière grisâtre; c'était hideux. Naturellement je fis part au médecin, M. le docteur Saurre, des succès que j'avais obtenus avec la poudre de camphre et dans le phagédénisme des chancres, et tout récemment à Rennes, dans le fait relaté de pourriture d'hôpital. Mon confrère me promit d'employer le remède.

A une quinzaine de jours de là, le 23 du même mois, je reviens à Saint-Malo, et je trouve le malade dans un état désespéré, l'ulcère ayant pris des proportions énormes et la cachexie étant arrivée au marasme. Je m'enquis de ce qui avait été fait et voici qu'au lieu de camphre pur on avait employé une poudre complexe de camphre, de quinquina et de charbon, sans compter toutes sortes d'autres additions. Ce n'est pas cela, dis-je à M. Léon Vaillant, chargé présentement et depuis quelques jours seulement du service; il faut du camphre pur, rien que de la poudre de camphre. Mon nouveau confrère en bourra dès lors l'énorme trou. Nous étions au 24 novembre, et le mois n'était pas écoulé que déjà une amélioration était constatée, prélude d'une guérison immédiate.

Voici l'observation fournie par M. Léon Vaillant, et que je ferai suivre de quelques remarques.

Ulcère phagédénique étendu, — traitement par le camphre.

Le nommé C... (Léopold), soldat au 1er régiment de ligne, âgé de 28 ans, a été atteint vers la fin d'août 1870, d'un chancre pour lequel il entra à l'hôpital des Invalides, à Paris. Evacué immédiatemen sur l'hôpital militaire de Rennes, il était envoyé au bout de peu de jours à l'Hôtel-Dieu de Saint-Malo où il entra le 18 septembre.

Le 11 novembre, époque à laquelle le service de chirurgie à ce dernier hôpital me fut confié, on peut constater que le chancre siégeait sur le frein du prépuce ; il a dû prendre rapidement, au dire du malade, le caractère phagédénique ; le traitement institué par le docteur Bottrel, à la fin de septembre, a consisté en deux cautérisations à la pâte de Vienne, l'application de jus de citron et plus tard le pansement simple au vin aromatique. Ces moyens amenèrent la guérison locale ; toutefois la position de l'ouverture efférente de l'urèthre se trouva modifiée, le méat urinaire étant remplacé maintenant par une perforation à la base et à la partie inférieure du gland, véritable hypospadias.

En outre, à Rennes d'abord, puis à Saint-Malo, des préparations mercurielles, la liqueur de van Swieten probablement, ont été administrées, mais il est impossible de pouvoir préciser ni les doses, ni le temps pendant lequel a duré ce traitement. Aujourd'hui ce malade est amaigri, une syphilide squammeuse couvre tout le corps, abondante surtout sur la face et les membres, la langue est sèche, l'appétit faible, tout indique un état cachectique voisin du marasme. Les désordres locaux du côté de la verge ont cessé, mais sur le côté interne et supérieur de la cuisse droite, vers le point où pouvait exister un contact avec le chancre primitif, on voit une ulcération du diamètre d'une pièce de deux francs environ ; cette ulcération, suivant le récit du malade, est apparue vers la fin d'octobre ; elle était alors beaucoup plus petite et avait été pansée au vin aromatique, ce qui ne put enrayer ses progrès ; elle est couverte d'un enduit grisâtre très-adhérent.

Tel est l'historique de cette maladie suivant les renseignements qui ont pu être recueillis par l'interne de service, M. Pouget, et moi-même.

Le traitement institué par M. le docteur Saurré, qui m'avait précédé dans le service est continué : pansement de l'ulcère au camphre, à la poudre de quinquina et l'alcool, appliqués dans l'ordre indiqué, 30 grammes de sirop d'iodure de fer, la demi-portion d'aliment et le quart de vin. L'état général avait fait suspendre toute médication spécifique.

Le 13 *novembre*, la plaie de la cuisse ayant fait de nouveaux progrès, on essaye de la pommade au précipité blanc, et, *jusqu'au* 22, ce traitement alterne irrégulièrement avec le pansement au quinquina.

'A cette époque (22 novembre), l'état du malade est devenu de plus en plus mauvais, le sirop d'iodure de fer mal toléré, et je le remplace par une cuillerée (50 grammes) d'iodure de potassium. L'appétit est nul, l'abattement moral très-grand. La plaie de la cuisse a pris des proportions énormes, elle a plus de la largeur de la main ; chaque jour on enlève des fragments de tissus gangrenés, le fond est toujours grisâtre, sanieux, la perte de substance considérable. Je songe à pratiquer une cautérisation au nitrate acide de mercure, lorsque M. Netter me conseille le pansement au camphre exclusivement, comme lui ayant réussi dans un cas analogue. La plaie, nettoyée avec grand soin, est alors littéralement bourrée de camphre, matin et soir, sans autre changement dans le régime.

Le 24, pour mettre le malade dans des conditions d'aération plus convenables, on le change de salle, la pièce dans laquelle il se trouvait étant humide et sombre. Le traitement au camphre est continué, la dose d'iodure de potassium est portée à 1 gramme.

Cependant la plaie ne cesse de s'accroître. Elle a pris la forme d'un triangle dont la base large de 8 à 9 centimètres s'étend le long de l'arcade ischio-pubienne, depuis le point d'insertion du droit interne jusqu'à la hauteur de la tubérosité ischiatique en suivant le pli qui limite en haut la face interne de la cuisse et la sépare des bourses et du périnée ; le sommet du triangle atteint au moins la partie moyenne de la cuisse ; le bord antérieur est formé par le droit interne, le bord postérieur est irrégulier. Dans la vaste dénudation ainsi produite, on aperçoit les muscles à nu, la partie inférieure du grand fessier se voit sur une hauteur d'environ 4 centimètres, et les muscles de la partie interne de la cuisse en arrière du droit interne sur une longueur de près de 15 centimètres. Le tissu cellulaire sphacélé est toujours enlevé en grande abondance ; dans le vide laissé au-dessous du grand fessier entre autres, je retire une masse cellulo-graisseuse du volume d'un œuf de poule ; les bords de la plaie sont taillés à pic, la peau est décollée sur un grand nombre de points.

Vers les derniers jours de novembre, on remarque sur certains points de la plaie que les parties paraissaient prendre meilleur aspect ; la couleur grise fait place à une teinte rouge ; le tissu cellulaire ne se détache plus comme précédemment. Le malade témoigne du goût pour certains aliments, les œufs en particulier, et son état général se ressent promptement de ces bonnes dispositions. La plaie ne tarde pas, *au commencement de décembre*, à devenir rouge *sur toute son étendue* ; les bords s'affaissent peu à peu, et depuis cette époque l'ulcère a rapidement et régulièrement marché vers sa guérison.

Le traitement pendant tout ce temps n'a cessé d'être le même, c'est-à-dire que l'on a toujours pansé la plaie au camphre exclusivement ; à l'intérieur le vin de quinquina a été continué, la dose d'iodure de potassium portée à 1 gramme 50 le 4 décembre ; on a de plus cherché à nourrir le malade aussi fortement que possible ; le 5 décembre il prenait la demi-portion et le 17 les trois quarts.

Aujourd'hui l'état de la plaie ne laisse rien à désirer, elle n'occupe plus que la partie qui formait primitivement la base du triangle, mais sa hauteur est seulement de trois centimètres, dans le point le plus large, sa longueur de cinq centimètres environ, les bords en sont aplatis, les bourgeons charnus de bonne nature qui la remplissent en dépassent un peu le niveau. L'état général est aussi beaucoup plus satisfaisant ; la syphilide seule persiste et je compte la combattre par un traitement mercuriel suivi, maintenant que l'état des fonctions paraît le permettre.

Signée : Léon Vaillant.

Saint-Malo le 10 Janvier 1871.

Remarques. — 1° Cette observation prouve tout d'abord qu'il faut bien se garder de compliquer l'application du camphre d'autres agents locaux ; avis à ceux qui ont procédé de cette façon, et il y en a plusieurs.

2° L'effet a ici encore été immédiat, puisque l'amélioration a été constatée *vers la fin de novembre*, peu de temps conséquemment après le 24, jour où pour la première fois on avait employé le camphre pur.

3° Dans l'observation relatée, il semblerait que pendant les deux ou trois premiers jours de l'application du camphre le mal a progressé, pour ne céder qu'ensuite. Voici sans doute l'explication de cette contradiction insignifiante, du reste, pour la pratique.

Quand une pourriture n'a pas encore été traitée soit par le camphre, soit par tout autre remède, il est impossible de savoir d'abord jusqu'où s'étendent les ravages, la matière pulpeuse fournie par la destruction des tissus masquant les choses. Or, le camphre ayant la propriété de liquéfier la matière pulpeuse et d'en déterminer ainsi l'écoulement, il s'ensuit nécessairement que la plaie pourra être mesurée alors seulement dans toutes ses dimensions, et si celles-ci apparaissent d'un jour à l'autre considérables, on peut prendre le change et croire à un progrès du mal, tandis qu'il y a seulement eu nettoyage rendant toutes choses visibles. Relisez l'observation et vous verrez que, dans les premiers jours du traitement, la matière pulpeuse a perdu sa consistance, si bien que le chirurgien a pu d'un coup extraire de la profondeur une masse cellulo-graisseuse du volume d'un œuf de poule, et c'est alors seulement que là les muscles ont pu devenir visibles.

4° Enfin, cette observation prouve à elle seule la grande ressemblance anatomo-pathologique qui existe entre la pourriture d'hôpital et le phagédénisme des chancres, au point que l'on est réduit à se demander ce qu'il en a été ici.

IV.

Dans les faits jusqu'ici relatés, les malades n'avaient été vus par moi qu'incidemment, en consultation, de sorte que je n'ai d'abord eu aucune idée sur la manière dont le remède avait agi. Curieux d'examiner les choses personnellement, j'attendais l'occasion de nouveaux cas, quand le 12 février, sortant un matin de mon hôpital de Rennes, je me croise avec un brancard qu'on y apportait. Apprenant qu'il s'agissait d'un blessé ayant des plaies fétides, je me doute que l'occasion est venue et je fais donner au sujet la seule place disponible, dans un coin d'une salle de fiévreux. Je ne m'étais pas trompé.

Examen à trois heures du soir. — Cet homme est porteur de deux plaies, suites d'une congélation subie deux mois auparavant, en décembre, une plaie sur le pied gauche, l'autre sur le pied droit. La première, située sur la face dorsale, à la base du petit orteil, est un peu plus grande qu'une pièce de 5 francs en argent, offrant sur toute sa surface une matière grisâtre, consistante, à peine humide, et les bords n'étant ni rouges, ni gonflés, ni décollés, on dirait presque une dartre de dimension exceptionnelle.

La plaie du pied droit, mêmement située, est au contraire d'une grande gravité, mesurant 6 à 7 centimètres de long sur 4 de large, profonde, et déjà les deux derniers orteils sont tombés. Elle offre à sa surface la même matière que l'autre, présentant à son centre une saillie dure, probablement un débris d'os; ici les bords sont d'un rouge livide, partout décollés et si douloureux que le moindre attouchement fait gémir le malade.

Les deux plaies, la grande surtout, sont extrêmement fétides. État général mauvais. Cet homme avait été jusque-là soigné dans une des ambulances de la ville, établies par des particuliers, et j'ai appris plus tard, sur place, qu'on l'avait évacué parce que le médecin en avait désespéré et que la femme qui le pansait n'avait pas voulu continuer à cause de la fétidité des plaies; elle se trouvait mal à chaque pansement.

Dans la crainte d'irriter la plaie douloureuse avec un remède en poudre, je m'abstiens le premier jour d'y mettre du camphre, la recouvrant simplement d'un linge cératé. C'est sur la plaie atonique que j'applique d'abord l'agent, sans autrement y toucher, n'enlevant rien de la matière grisâtre, et je complète le pansement avec un plumasseau de charpie, des compresses et une bande.

13 février au matin. — Le malade n'a pas dormi du tout, ayant beaucoup souffert, mais seulement dans le pied non encore traité par le camphre. La plaie de ce côté est dans le même état que la veille. Levant l'appareil de l'autre, voici que le camphre, appliqué quinze heures auparavant, se trouve avoir disparu presque en totalité, et en place de la matière grisâtre et sèche, je trouve un liquide brunâtre, sanieux, assez abondant. C'est évidemment dans ce liquide que le camphre a dû se dissoudre.

Cependant le camphre est insoluble dans l'eau, et je n'ai pas employé d'alcool. Il se dissout aussi dans l'huile, me dit un des assistants. Oui, mais hier il n'y avait pas d'huile, et la matière était sèche. Pourquoi s'est-elle liquéfiée? Est-ce que le camphre aurait la propriété de liquéfier la graisse? C'est une chose à voir. J'étanche la plaie avec un linge, et comme déjà le fond apparaît dans un état satisfaisant, je panse au camphre l'autre pied aussi, sans plus m'arrêter aux douleurs existantes. La visite terminée, je me rends à la pharmacie, et c'est là que j'apprends la particularité relative à la pommade camphrée se fondant si rapidement en été. *Euréka*, j'avais trouvé.

Le malade, qui était entré le 12 février, un dimanche, se trouva débarrassé de sa pourriture le jeudi suivant, fait constaté en présence de M. le professeur Petit ; et dès lors les deux plaies, devenues simples, s'acheminèrent comme d'ordinaire vers la guérison. Pendant ces quatre jours, elles se sont nettoyées journellement davantage ; toute odeur a disparu ; le débris d'os s'est éliminé ; les bourgeons charnus se sont développés, et le malade, ne souffrant plus, mangeait et riait.

Notons une particularité offerte par la grande plaie. Le bord le plus déclive s'est modifié postérieurement aux autres, et le décollement y a persisté un peu plus de temps ; c'est que je mettais une quantité considérable de camphre, de sorte que tout ne se dissolvant pas, il se faisait une voûte sous laquelle le liquide restait emprisonné, et ce liquide, s'engageant dans le décollement déclive empêchait la réunion. L'application d'une petite compresse graduée sur le point remédia tout de suite à la difficulté, et le remède en poudre absorba dès lors le liquide.

Remarques. La pourriture d'hôpital ayant pour cause un agent contagieux qui se multiplie, et consistant anatomiquement dans la destruction du tissu cellulo-graisseux sous-cutané et intermusculaire, la pourriture d'hôpital doit être considérée comme une *fermentation spéciale,* point de vue moderne, et conséquemment il y a lieu de se demander si le camphre est un *fermenticide,* atteignant le ferment partout, grâce à la graisse transformée dans sa totalité en huile camphrée, ou bien s'il ne le détruirait pas indirectement en le privant de la graisse, peut-être son corps ermentescible, et enfin si, étant appliqué en poudre tassée, le remède ne contribuerait pas à la mort du ferment par privation de l'oxygène de l'air. Ces questions doivent être posées, afin que les chirurgiens observent exactement les conditions du traitement; que, selon leur habitude, ils ne détachent pas les parties mortes avec le bistouri, enlevant ainsi la matière dans laquelle le camphre doit se dissoudre, ou bien, mêlant le camphre avec d'autres poudres, telles que celles de quinquina et de charbon, ils mettent ainsi une portion du ferment à l'abri de l'agent véritablement fermenticide. Se borner à recouvrir les plaies envahies de poudre de camphre, les étancher au renouvellement des pansements avec un linge sec, n'intervenir avec le bistouri que pour exciser des portions d'aponévrose, tissu si résistant à l'élimination, seringuer les plaies avec de l'eau légèrement alcoolisée afin de les débarrasser des portions de camphre non dissoutes et formant un magma adhérent, telle est, dans la généralité des cas, ma manière de procéder.

A l'époque où le succès eut lieu, d'autres semblables furent constatés dans diverses ambulances ; c'est ainsi que dans celle de la rue de Nemours, à Rennes, M. le docteur Drouadaine guérit avec la même rapidité trois blessés que je voyais journellement avec lui, accompagné dans mes visites par M. le docteur Eon. De même à Combourg, station sur le chemin de fer de Saint-Malo ; là, la pourriture d'hôpital avait été importée par un arrivant et le mal avait gagné tous les blessés en traitement.

Les cas étaient très-graves ; l'administration locale jette l'alarme et prévient le directeur de l'Internationale dont cette ambulance relevait. Le Directeur envoie sur place M. Aubry, présentement chirurgien en chef de la Société. Mon ancien confrère de l'hôpital de Rennes fait appliquer le camphre, et quand, huit jours après, prévenu par lui du fait, j'arrive à mon tour à Combourg, je trouve le chirurgien traitant, M. Dayo, dans le ravissement. La complication avait disparu chez tous les malades traités.

Cependant deux sujets n'avaient pas encore été entrepris, la provision de camphre venant à s'épuiser. Je commence l'application avec un restant de remède et j'en expédie d'autre de Rennes. Au bout de deux à trois jours, disparition de la complication, disparition constatée par M. le médecin-major Ballet que j'ai envoyé sur pla ... éance ... iante, un nouveau blessé étant arrivé avec la pourriture, la même médication fut employée et les suites en furent également heureuses.

V

Parmi les médecins qui à Rennes avaient suivi mes premiers succès, s'est trouvé M. le docteur aide-major Galzain ; détaché après cela à Vannes, il m'écrit un jour la lettre suivante :

« Le 2 février, en visitant une salle de blessés, établie dans une ambulance privée à Vannes, je constate une petite épidémie de pourriture d'hôpital.

Les six blessés que contient cette salle sont tous plus ou moins gravement atteints par cette maladie. Cinq d'entre eux, blessés aux doigts des mains, désireux de se rendre dans leurs oyers, n'ont pu être soumis que trois jours à mon observation. Pour n'avoir plus à y revenir, j'ouvre une parenthèse pour constater que malgré le peu de temps pendant lequel ces blessés ont été soumis au traitement par le camphre appliqué en abondance, l'effet salutaire de cette médication a été très-manifeste. Ces cinq blessés mis hors de cause, reste le sixième qui fait 'objet de l'observation suivante :

OBSERVATION. — Maignan (Louis), garde mobile de la Mayenne, est atteint le 10 janvier par une balle qui occasionne une plaie contuse légère à la poitrine, au-dessous de la pointe du cœur.

Le 2 *février*, lors de ma visite à l'ambulance, voici quel est l'état de la plaie : Perte de substance de forme ovalaire, dont le grand diamètre parallèle aux côtes mesure *douze* centimètres, et le petit diamètre *dix*. Cette plaie, d'aspect sale, baignée d'un pus sanieux et fétide, est excavée à son centre, déchiquetée sur ses bords, dont la coloration est violacée. Une auréole de même couleur avec tissu induré s'étend à deux centimètres au delà des bords.

L'état général du blessé est mauvais ; sa blessure lui occasionne de vives douleurs.

Un pansement simple a été la seule médication depuis l'entrée du malade à l'ambulance de Vannes (15 janvier). Chaque jour, dit-il, le mal s'aggrave et il désespère de sa guérison.

Les résultats heureux obtenus par le médecin principal, Netter, dans des plaies de ce genre par l'usage du camphre, me reviennent aussitôt à la mémoire, et sur le champ je remplis à niveau de camphre cette grande perte de substance, en ayant soin de relever les bords de la plaie pour faire pénétrer partout le médicament. Un gâteau de charpie, une ceinture pour maintenir le tout, et le pansement est fait. A renouveler soir et matin.

Le 5 *février* une amélioration manifeste s'était déjà produite. La plaie est détergée presque entièrement, sauf à la partie supérieure. Des bourgeons rosés se voient à la partie inférieure dont le bord correspondant n'est plus décollé ni induré. L'auréole violacée et indurée a également disparu dans cette région. La suppuration est de meilleure nature, la douleur considérablement diminuée.

J'insiste sur ce point que le bord supérieur de la plaie est resté décollé et induré, malgré sa position apparente plus favorable à la guérison que celle du bord inférieure qui, cependant, a plus bénéficié de l'amélioration. Ce détail a de l'importance en ce qu'il témoigne du cas qu'on doit faire de la quantité dans cette application topique du camphre; en effet, dans ce cas particulier, le médicament soigneusement introduit sous la peau du bord supérieur tendait toujours à échapper en grande partie, ce que l'on constatait en levant le pansement. C'est donc à poignée qu'il faut manier le camphre pour obtenir de grands résultats.

Le 20 février M... quittait Vannes pour aller en convalescence. A cette époque la plaie n'avait plus que quatre centimètres dans son plus grand diamètre et tout par ailleurs allait pour le mieux, état local comme état général.

Le détail remarqué dans cette intéressante observation est en effet d'une grande importance. Quand dans une pourriture d'hôpital, un des bords de la plaie ne se modifie pas tout de suite avec le camphre, il ne faut pas crier aussitôt à l'infidélité du remède et avancer qu'il en est de cet agent comme des autres, tantôt réussissant, tantôt échouant ; mais on doit se demander à quoi tient l'échec partiel, simple retard. Dans une des précédentes observations, un des bords ne se recollait pas, parce que la matière liquéfiée s'amassait dans l'enfoncement existant ; ici, c'est parce que le camphre n'est pas resté en place. Cherchez donc la cause des échecs partiels, et ne vous hâtez pas d'en triompher.

La relation de ce qui s'est passé à Vannes (six blessés atteints) venant se joindre aux faits de Combourg, il est aussi démontré que le camphre, appliqué sur la pourriture d'hôpital, réussit dans les cas épidémiques aussi bien que dans les cas sporadiques.

Enfin l'observation de M. Galzain offre le fait remarquable d'une plaie mesurant 12 centimètres sur 10 à la date du 2 février et qui, le 20 du même mois, n'en offre plus que 4 dans son plus grand sens, marche de cicatrisation en plein hiver qui ne me semble pas ordinaire et qui soulève la question de savoir si, en dehors de la pourriture d'hôpital, la poudre de camphre ne serait pas utile dans les plaies en général.

VI

Voici maintenant une nouvelle série d'observations recueillies sur des blessés évacués de Versailles sur Rennes.

Observations recueillies par M. le docteur aide-major Castaing, dans le service de M. Mulot, médecin-major de première classe.

Antécédents. — B... (Ladislas), sergent-major de la légion étrangère, est blessé le 16 avril au combat de Neuilly. Se trouvant dans les combles d'une maison, une balle est venue l'atteindre à la région occipitale. Le projectile a frappé le crâne obliquement, un peu au-dessous de la protubérance occipitale externe. Au moment de la blessure, le sergent-major s'affaisse sur lui-même sans perdre connaissance. Il ne peut parler, mais il entend distinctement tout ce qui se dit autour de lui. Cet état dura un quart d'heure. Le malade sent à peine une légère douleur ; une hémorrhagie assez abondante se déclare, s'arrêtant bientôt d'elle-même. Le blessé est porté à l'ambulance, où il passe la nuit sans sommeil, et avec d'assez vives douleurs de tête. Le lendemain 17 avril, il est envoyé sur un cacolet à l'ambulance de Saint-Cyr. Pendant le trajet, il est très-affaibli et perd connaissance. Le 18, frissons et fièvre ; la blessure est pansée avec l'eau phéniquée et l'eau-de-vie camphrée. Le 19, fièvre moins forte, mais étourdissements et perte de connaissance. Les jours suivants la fièvre continue ; grand abattement ; mais point de symptôme de compression du cerveau. Pendant la nuit, insomnie persistante. Le 24 avril, le malade est évacué sur l'hôpital de Rennes.

Etat actuel. — 25. — Blessure oblique et de forme ovale à la région indiquée. Elle mesure 8 centimètres de longueur sur 3 dans l'autre sens, profonde de 3 centimètres. Le fond de la plaie est moins étendu que l'ouverture extérieure. On y voit battre le cerveau ou plutôt les esquilles qui, complétement détachées de l'occipital, sont encore adhérentes à la dure-mère, dont elles suivent le mouvement. Les bords de la plaie sont gonflés, œdémàteux. La surface est recouverte d'une matière grisâtre, pulpeuse, d'une certaine consistance, et présentant une odeur infecte. Les voisins de lit sont incommodés de cette odeur, qui s'exhale à travers même le pansement. En un mot, on trouve tous les signes de la pourriture d'hôpital. État général satisfaisant; pas de fièvre ; insomnie.

Prescription : pansement avec la poudre de camphre.

26 (lendemain). La matière grisâtre s'est ramollie; la suppuration, plus abondante, est de meilleure nature. L'odeur de la plaie est de beaucoup diminuée. Le médecin traitant, M. Mulot, enlève une partie de la matière pulpeuse qui obstruait la plaie, et il extrait en même temps une esquille appartenant à la table externe de l'occipital. — Continuation du camphre.

27 (surlendemain). La plaie est nettoyée presque complétement; on aperçoit des bourgeons charnus d'une belle couleur ; l'odeur a disparu; la suppuration est normale. — Même médication locale.

28. La plaie bourgeonne dans toute son étendue ; les bords sont dégorgés; on extrait une nouvelle esquille ; persistance de l'insomnie ; douleurs locales, mais pendant le pansement seulement.

29, 30 et jours suivants, la plaie est devenue simple et marche vers sa cicatrisation.

1er juin. La plaie est près de se fermer au fond d'une dépression osseuse de trois à quatre centimètres, suite de la perte de substance.

REMARQUES. — Ne voulant pas fatiguer le lecteur par des redites sur la liquéfaction de la matière pulpeuse et le *rapport* qui existe entre cette liquéfaction et la disparition du mal, coïncidence qui ressort et ressortira de toutes nos observations, je me bornerai à signaler ce que chacune de celles-ci offre de plus particulièrement caractéristique. Ici il y a lieu de noter *l'odeur* de la plaie, odeur tellement fétide *qu'à travers l'appareil du pansement elle incommodait les voisins de lit.* Or, le lendemain de la médication par le camphre, elle se trouve avoir *beaucoup diminué*, et le surlendemain elle *a disparu!* C'est là, ce me semble, un détail très-important dans une maladie reconnue comme contagieuse et infectant les plaies des voisins de lit ; ainsi s'explique pourquoi, la plupart de mes pourritures, notamment celle-là, ayant été traitées dans les salles communes des blessés, il n'y a pas eu transmission.

Sous ce rapport, ma pratique pourrait être utilisée dans des maladies autres que la pourriture, comme le prouve le fait suivant. Un jour j'arrive au Mans, où je traite avec le même succès une pourriture dans le service de l'honorable M. Mordret. Je suis accompagné, dans mes visites à l'hôpital, par un aide-major de la garnison. Voici que le matin de mon départ, après quatre jours de séjour, mon confrère de l'armée me pria de visiter avec lui une ambulance privée où il traitait les blessés. « Je ne vous ai pas parlé jusqu'aujourd'hui de cette ambulance, me dit-il, parce qu'un de mes amputés était dans un fort mauvais état, ayant le moignon gangrené. L'odeur étant insupportable, et vous ayant vu si bien réussir avec le camphre contre la pourrriture, j'ai tout de suite appliqué le remède sur le moignon. Or, maintenant, l'odeur a disparu, et mon blessé est présentable. »

Effectivement, il n'y avait plus d'odeur ; même le blessé allait mieux, me témoignant sa satisfaction, ainsi que l'honorable famille qui le soignait. J'ignore ce qu'il en est advenu depuis.

N'y aurait-il pas lieu d'expérimenter aussi dans *l'infection purulente* actuellement encore régnante à Paris, et où il y a des plaies sentant mauvais, cause peut-être des érysipèles qui s'observent dans les salles ? Cette expérimentation est d'autant plus indiquée que, d'après M. Salleron, le perchlorure de fer appliqué sur les plaies dans l'infection purulente y ramène la suppuration au grand profit de l'état général. (Voir ses observations, *Recueil de médecine militaire,* 1859, t. II.)

Observations recueillies par M. le docteur Castaing.

G*** (Jules), sergent-fourrier au 41e de marche, est blessé le 9 avril à l'affaire de Châtillon. Balle à la joue droite. La plaie est peu profonde, donnant lieu à une hémorrhagie peu abondante.

Du 10 avril au 25, à Versailles, la plaie marchait vers sa cicatrisation, lorsque, le 25, après un accès de fièvre intense, surgit un érysipèle à la face. En même temps, la pourriture apparaît à la plaie. (Eau phéniquée et alcool camphré.)

Le 3 mai, le malade est évacué sur l'hôpital de Rennes.

4 mai. — *État actuel.* On ne voit plus de trace de l'érysipèle et l'état général est bon. La plaie, de forme ovale, occupe la joue droite, mesurant 5 centimètres sur 3 ; les bords sont irréguliers, déchiquetés ; on y observe une vive rougeur et du gonflement. L'induration s'étend à 1 centimètre des bords. La plaie a une odeur infecte, remplie d'une matière plus sèche qu'humide ; cependant on peut voir un pus séreux, fétide sous les bords décollés de la plaie. La pourriture d'hôpital est évidente.

On panse avec la poudre de camphre, sans toucher à la matière qui remplit la plaie. Le malade sent pendant quelques heures un léger picotement. La nuit est bonne.

5 mai. — La plaie se nettoie. La matière grisâtre est fondue au centre de la plaie ; on y aperçoit au milieu des bourgeons charnus de formation récente. Le pus est plus abondant et de meilleure nature. La pourriture de la plaie contient encore de la matière pulpeuse, mais plus ramollie que la veille. Les bords sont un peu dégonflés et moins rouges. L'induration persiste. L'odeur a diminué. (Continuation avec la poudre de camphre.)

6 mai. — Le mieux continue. La plaie est vidée de la matière pulpeuse qui la remplissait ; on peut alors juger de sa profondeur, qui est de 2 centimètres. Les bourgeons charnus se développent sur le fond de la plaie. Le pus, plus abondant que la veille, n'offre plus d'odeur infecte. Le décollement persiste encore, mais plus marqué à la partie inférieure qu'en haut. Les bords sont moins gonflés et moins indurés ; la rougeur a presque disparu.

Le 7 mai, l'amélioration apparaît encore davantage.

Le 8 mai, les bords sont dégonflés, l'induration a disparu, le décollement, insignifiant en haut, persiste à la partie inférieure. Même pansement.)

Le 9 mai, le bourgeonnement se fait avec une telle rapidité, que le camphre est supprimé.

Le 10 et jours suivants, le décollement inférieur disparaît peu à peu et la plaie se cicatrise rapidement.

REMARQUES. La pourriture a surgi immédiatement après un accès de fièvre intense et l'apparition d'un érysipèle à la face, siége de la plaie. Dans une autre observation, plaie au coude, nous verrons également la pourriture se compliquer au début d'un érysipèle autour de la plaie, et l'érysipèle disparaître plus rapidement que la pourriture, par un traitement approprié.

C'est le 4 mai que le camphre a été appliqué pour la première fois, et dès le 9, le bourgeonnement se fait avec une telle rapidité que le remède est supprimé; nouveau fait semblant démontrer que le camphre en poudre active aussi le bourgeonnement.

Dans cette observation, le rapport entre l'application du camphre et la liquéfaction de la matière pulpeuse ressort pleinement, l'attention du médecin qui a recueilli le fait ayant été appelée sur ce point.

Observation recueillie par M. Castaing.

R... (Louis), sergent au 70ᵉ de marche, fut blessé le 22 avril à Châtillon. Pendant qu'il chargeait son fusil, un obus a effondré un mur derrière lequel il se trouvait. Son fusil a éclaté. L'homme renversé s'est relevé porteur d'une blessure à l'éminence Thénar de la main droite, et de profondes écorchures sur le dos des quatre derniers doigts de la même main. Pansé immédiatement, il a été dirigé sur l'hôpital de Versailles. Là, pendant les premiers jours, on a pansé les plaies avec de l'eau fraîche; puis, vers la fin du mois, les plaies ayant pris une mauvaise odeur et la suppuration étant devenue moins abondante, on a alors employé le perchlorure de fer et l'alcool. Le 2 mai, il est évacué sur Rennes.

3 mai. — L'état général est peu satisfaisant; le blessé a de la fièvre, la langue est sale, l'appétit faible; la plaie de l'éminence Thénar mesure 2 centimètres et demi de longueur sur 2 environ de largeur. Les bords sont durs, rouges, élevés, très-élevés, donnant à l'ensemble de la plaie l'aspect d'une tumeur. Celle-ci est remplie d'une matière d'un gris foncé, exhalant une mauvaise odeur; un

pus sanieux se voit sous les bords, le centre est sec. Les plaies des doigts sont sèches et recouvertes de la même matière grisâtre. (Purgatif et pansement avec de la poudre de camphre.)

4 mai. — L'état du malade est assez satisfaisant, la suppuration est plus abondante et de meilleure nature, quoique présentant encore une mauvaise odeur. La matière grisâtre a disparu sur le pourtour de la plaie; le fond est encore occupé par un amas gris assez adhérent. Bords un peu dégonflés. Les plaies des doigts se nettoient et suppurent.

5 mai. — État général satisfaisant. L'odeur de la plaie a disparu. Bords moins gonflés, mais encore élevés. Suppuration normale. Bourgeons charnus d'une belle couleur sur le pourtour de la plaie ; le fond est encore occupé par la matière pulpeuse assez adhérente, mais plus ramollie que la veille. Le mieux se continue pour les plaies des doigts. (Même pansement.)

6 mai. — Empâtement disparu. Suppuration normale sans odeur. Bourgeonnement général, sauf dans le fond de la plaie, où l'on voit encore quelques lambeaux de matière grisâtre. Leur grande ténacité décide le médecin traitant à les enlever avec les ciseaux. Les plaies des doigts sont très-bien.

9 mai. — Pansement au camphre, supprimé pour les plaies des doigts.

11 mai. — Camphre supprimé partout.

12 mai et jours suivants. — Les plaies bourgeonnent et se cicatrisent.

REMARQUES. Disons d'abord que ce malade, ainsi que le précédent, ont été traités journellement en présence de M. Saiget, chirurgien principal en retraite, et de M. le docteur Dreyfus, de Paris, passagèrement à Rennes.

Comme chez le dernier malade, la blessure s'est trouvée limitée à une petite surface, à la main. Le premier jour, après l'avoir couverte de camphre, j'ai fixé par dessus un verre à ventouse, de façon à pouvoir voir ce qui se passerait; or, neuf heures après, la poudre blanche était convertie en un magma fondant et du liquide suintait sous les bords de la ventouse, constatation directe de la liquéfaction de la matière grise. Dès le lendemain, celle-ci a fait défaut sur le pourtour de la plaie, tandis qu'au centre elle résista quelques jours à l'action du remède, sans doute à cause de la présence de l'aponévrose. J'aurais dû attendre l'élimination et non pas exciser, car à la paume de la main j'aurais pu provoquer une hémorrhagie, ce que j'ai vu arriver dans un autre cas, à Nantes.

VII

J'ai avancé que le camphre était un remède héroïque, réussissant constamment sans exception, aucune, et que si, par exception, la guérison ne s'opérait pas tout de suite, il y avait seulement retard dû à des complications morbides, ou bien à la présence d'aponevroses, tissus s'éliminant difficilement. Voici un fait offrant à lui seul la réunion de plusieurs de ces circonstances.

Un cas de pourriture, d'abord simple, loin de céder au camphre, se complique en plus d'une violente inflammation. Je suis appelé le quatrième jour de la phlogose et je fais mettre un large cataplasme par-dessus le camphre dont je fais continuer l'emploi. L'inflammation cède aussitôt, disparaissant totalement au bout de trois jours ; mais la pourriture persiste, la matière grise ne se liquéfiant point. D'abord, je ne puis m'expliquer l'échec ; puis avec la réflexion je m'en rends compte. La plaie se trouvait située à la région externe et supérieure du coude et là, il y a très-peu de graisse, mais un *fascia superficialis* assez dense, résistant conséquemment à l'élimination. Alors j'enlève avec des ciseaux tout ce que je peux de matière morte et me voici au bout de deux jours, le camphre étant toujours continué, devant l'aponevrose parfaitement reconnaissable. J'y pratique avec la branche d'une pince à disséquer trois fentes dans le sens longitudinal, afin de respecter les nerfs qui sont visibles. Maintenant le remède pourra avoir son action complète et tout liquéfier. J'avais été appelé pour la première fois auprès du malade le 8 mai, et le 15 mai, la pourriture semblait absolument conjurée, quand tout à coup survint un nouvel accident dont il sera question tout à l'heure.

Voici l'observation exacte du cas, recueillie par un interne des hôpitaux de Paris, M. Rendu, présentement à l'hôpital Saint-Antoine.

OBSERVATION. — A..., soldat au 38ᵉ de marche, reçoit, le 30 *avril*, un coup de feu au bras droit à deux travers de doigt au-dessus du coude. Il est transporté à Versailes, où il reste deux jours, puis évacué le 3 *mai* sur Rennes. Il arrive dans la matinée *du 4*, où on l'examine pour la première fois.

La plaie est un séton simple, sans lésions osseuses : les deux orifices sont séparés par un intervalle de 3 centimètres de largeur. La surface en est contuse, grisâtre, assez fétide ; elle est fort peu douloureuse, et le malade, qui fait tous les mouvements sans difficulté, se plaint surtout de la fatigue du voyage. Santé générale excellente : jamais de maladie antérieure : pas de fièvre au moment de son arrivée ; tissus voisins absolument sains.

Dès le premier jour, on applique directement sur la plaie de la poudre de camphre et un plumasseau de charpie. Journée tranquille, mais nuit assez agitée.

5 *mai*. La plaie s'est agrandie un peu : elle est toujours sale ; les bords ne sont pas encore douloureux mais légèrement taillés à pic. On se borne à enlever le camphre, à laver la plaie *sans enlever aucun eschare*, et à renouveler le pansement comme la veille.

Léger purgatif.

Journée assez bonne ; mais le malade se plaint le soir de mal de tête. Nuit agitée, sans sommeil.

6 *mai*. Nous trouvons le malade en proie à une fièvre intense ; à 110 pulsations ; visage vultueux, douleurs vives au bras et à l'avant-bras qui sont gonflés. La plaie a considérablement grandi (d'un tiers au moins) ; les bords sont rétroussés ; le fond de l'ulcère est grisâtre, rempli de lambeaux mous et pulpeux, mêlés à des débris de tissu cellulaire mortifié. Les parties molles circonvoisines sont tuméfiées, rouges, tendues, douloureuses, sur un parcours de deux centimètres au moins.

Même pansement. Camphre et charpie sèche. Sulfate de quinine, *un* gramme le soir.

7 *mai*. Les deux orifices de la plaie tendent à se rejoindre par l'érosion de leurs bords. Le pont intermédiaire a pris une teinte rouge sombre. Le fond est pulpeux et mortifié comme la veille : sur les bords, on constate un liséré noir bleuâtre, formé de tissu gangréné. Décollement périphérique assez étendu. Le gonflement et la rougeur des parties voisines continuent sans augmenter.

Persistance des accidents généraux fébriles (céphalalgie, insomnie, chaleur, accélération du pouls, 100 p.).

Continuation du pansement et de la potion au sulfate de quinine.

8 *mai.* Le pont intermédiaire aux deux orifices a disparu; la plaie unique se présente sous forme d'une surface irrégulière de 7 à 8 centimètres, anfractueuse. Même aspect que la veille : pulpe épaisse, tenace; écoulement de sérosité abondante, fétide; quelques traînées de lymphangite, douleur axillaire.

Etat général un peu meilleur : moins de céphalalgie, mais persistance de la fièvre; il s'y joint de l'inappétence, ce qui fait prescrire un ipéca stibié.

On joint au pansement camphré un cataplasme pour faire tomber les accidents inflammatoires (1).

Nuit assez bonne jusqu'à trois heures du matin; à ce moment, douleurs vives.

9 *mai.* La rougeur a diminué, et la tuméfaction est moindre, mais la plaie a grandi. Même état de la pulpe, qui reste adhérente malgré un suintement considérable.

Il existe une notable détente dans les symptômes généraux : la fièvre est beaucoup moins forte; l'appétit est revenu.

Sirop de morphine, *trente* grammes; catasplasmes et camphre.

10 *mai.* Le matin, un peu de somnolence; contraction des pupilles (effet de l'opium); du reste, nuit tranquille.

La plaie s'est encore agrandie, mais légèrement; l'inflammation circonvoisine s'est heureusement modifiée. Il reste encore une portion du bord, du côté externe, qui est rouge et indurée.

L'aspect de la plaie reste le même : elle est recouverte d'une épaisse couche de matière grisâtre, tenace, insensible, sauf en quelques endroits, faisant corps ensemble. La lymphangite a disparu, il reste une légère douleur axillaire.

Suppression des cataplasmes : retour au pansement camphré sec.

11 *mai.* Suppuration abondante, quelques douleurs; odeur assez fétide de la plaie. Le camphre n'est liquifié qu'en partie. La plaie ne s'est agrandie que d'une façon insignifiante; mais l'aspect n'en est plus le même. La pulpe est devenue moins cohérente: elle tremblote, et sur quelques points se réduit en bouillie. En frottant la surface de l'ulcère avec un linge assez rude, on voit la pulpe se

---

(1) C'est ce jour que j'ai été appelé à voir le malade, et c'est moi qui ai fait ajouter le cataplasme par dessus le camphre. — A. N.

soulever en masse et adhérer en partie au linge. Les bords sont encore rouges et bordés d'un mince liséré noirâtre.

Pas de fièvre : appétit bon, nourriture tonique.

Pansement. On enlève avec des ciseaux des portions de tissu sphacélé. On respecte la partie médiane, qui est très-sensible. A l'angle interne de la plaie, on aperçoit un ou deux bourgeons charnus.

12 *mai*. Pas de douleurs, mais insomnie. La plaie ne s'agrandit plus, pour ainsi dire, les bords sont affaissés partout. La pulpe est de plus en plus mollasse et sans consistance. On voit ramper au milieu d'elle des filets nerveux, dont le tiraillement est très-douloureux.

Après nettoyage, les bourgeons charnus apparaissent dans une certaine étendue, à la partie interne de la plaie. Ils dessinent la direction des fibres du long supinateur (1).

Même pansement.

13 *mai*. L'élimination se fait dans de bonnes conditions : la plaie est arrivée à son étendue définitive (près de 12 centimètres). On commence à voir des bourgeons charnus du côté externe de la plaie. Le grand supinateur et le triceps sont comme disséqués. L'aponévrose intermusculaire externe et le point d'émergence des filets cutanés du radial sont encore recouverts d'une pulpe épaisse.

14. Progrès sensibles : La plaie se déterge rapidement sur les bords et au centre.

15 mai. Il ne reste plus qu'un très-petit espace pulpeux non éliminé. Les filets cutanés du radial sont aujourd'hui détruits et se retrouvent dans les pièces du pansement. La plaie est rosée sur toute son étendue : on peut considérer la pourriture d'hôpital comme absolument conjurée (2).

La pourriture d'hôpital n'était pas conjurée du tout, car deux jours après, le 17, le petit espace pulpeux, du côté externe de la plaie, signalé le 15, commença à se développer et à s'étendre ; de ce côté, les bords devinrent de nouveau rouges, livides et indurés, en même temps frissons répétés suivis de fièvre intense avec grand malaise général et diarrhée. (Ipéca, sulfate de quinine et camphre.)

Pendant les trois jours suivants, cet état s'aggrave encore, tou-

---

(1) Détail oublié : l'aponévrose étant devenue reconnaissable, j'y pratique trois fentes avec la branche d'une pince à disséquer. — A. N.

(2) M. Rendu, quittant Rennes, me remet l'observation. — A. N.

jours du côte externe; le restant de la plaie ne paraissait guère modifié, à part une particularité qu'il importe de mentionner. La plaie, dans son ensemble, suppura en quantité excessivement abondante, au point qu'un épais appareil de compresses et de bandes s'en trouvait traversé du matin au soir. La literie même présentait de grandes taches. Autre détail : les linges étaient tachés en bleu. Pendant tout ce temps, on appliquait la poudre de camphre, et l'insuccès paraissait tellement évident que déjà autour de moi on disait qu'il en était de cette médication comme de toutes les autres, ne devant pas non plus toujours réussir, et l'on avançait que peut-être il faudrait amputer.

Cependant, pour moi, la suppuration abondante et bleue n'était qu'une complication indépendante de la pourriture d'hôpital, et quant à l'extension de la pourriture à l'angle externe, j'ai eu l'idée qu'elle tenait à la particularité que le camphre ne restait pas sur place, étant entraîné par les flots de pus sécrété; au lever des pansements, je n'en retrouvais plus du tout en ce point, et le restant de la plaie ne m'en offrait chaque fois que fort peu aussi. Dans cette idée, je mis sur la plaie une quantité de camphre, cette fois-ci énorme, tassant le plus possible la poudre, l'enfonçant sous le bord externe avec une spatule, le plus loin possible. Or, au bout de vingt-quatre heures, le mal était décidément arrêté, et la recrudescence, apparue le 17, s'est complétement dissipée du 19 au 20 mai. Depuis ce jour jusqu'au 6 juin, la plaie n'a cessé de marcher vers sa cicatrisation, avec bords tout à fait intacts et bourgeons charnus serrés, la plaie étant aujourd'hui au niveau de la peau.

Le sujet quitte l'hôpital le 11 juillet, parfaitement guéri.

REMARQUES. Si un autre que moi eût traité le malade, certes la médication par le camphre aurait été depuis longtemps abandonnée pour quelqu'autre. C'est au camphre qu'on aurait attribué l'inflammation initiale, tandis qu'elle a disparu, le remède étant continué. La pourriture persistant, on aurait regardé le camphre comme un agent infidèle, et quand la recrudescence est survenue à la fin, c'est pour le coup qu'on aurait eu recours aux caustiques. Pour moi, convaincu par les nombreux faits antérieurs de la puissance du moyen, j'ai ici, devant chaque incident, cherché à me rendre compte des causes des échecs, et levant chaque fois l'obstacle, je suis arrivé au but. Le camphre ayant la propriété de liquéfier la graisse à la température $+37$ du corps, si la matière grise ne s'écoule pas dans les 24 à 48 heures, c'est qu'il y a quelque particularité faisant obstacle. Cherchez et vous trouverez.

Je crois aujourd'hui que la recrudescence terminale, avec suppuration excessive, n'a été que la forme dite *ulcéreuse*, ayant succédé à la forme pulpeuse, chose qui arrive assez fréquemment. (Voir plus loin, *De la nature de la maladie.*)

VIII

Rapport entre l'état normal et l'état général.

Les chirurgiens, comme on sait, sont en désaccord complet sur la nature du rapport qui existe, dans la pourriture d'hôpital, entre l'état des plaies d'une part et d'autre part les troubles généraux de l'organisme, les uns affirmant l'antériorité de l'état local, les autres tout au contraire considérant la pourriture comme l'expression d'une infection primitive du sang. Je veux démontrer que cette dernière opinion est erronée, absolument fausse :

1° Dans les observations jusqu'ici relatées, on a vu des cas graves de pourriture se développer sans accidents fébriles aucuns, le seul trouble général ayant consisté dans l'appauvrissement consécutif de l'organisme.

2° Il résulte des nombreuses observations de M. Salleron que les troubles fébriles les plus intenses disparaissent d'ordinaire du jour au lendemain sous l'influence de remèdes appropriés (vomitif, calomel, sulfate de quinine), l'état local restant le même. Puis, plusieurs jours s'étant écoulés, les troubles généraux peuvent reparaître aussi intenses que précédemment, pour aussitôt et encore une fois céder à la médication interne, alternative d'états qui ressort vivement dès la première observation (1).

Les troubles les plus graves existent le 15 et le 16 d'un mois et l'on donne le 16 une potion stibiée.

Le 17, l'appareil fébrile est complétement dissipé ; le pouls

---

(1) Voir Salleron, *mémoire cité*, p. 285.

est presque normal ; pas de soif, un peu d'appétit ; mais l'état de la jambe n'est pas amélioré, bien que les douleurs soient moins fortes ; l'engorgement paraît plus fort ; les plaies s'agrandissent..... (Eau de Sedlitz.)

Le 18, l'amélioration dans l'état général se soutient, mais l'état local s'aggrave. . . . .

Le 20, retonr des accidents généraux (purgatifs répétés dans la journée).

Le 21, état général mieux, mais pas d'amélioration du côté de la plaie.

Toutes les observations de M. Salleron, constatent ce même contraste : or si l'état local était sous la dépendance de l'état général, les plaies devraient sinon s'améliorer aussitôt, du moins ne pas s'agrandir. M. Legouest, partisan de l'infection primitivc du sang, avance que « le succès de la médication interne se manifeste aussi bien par l'amélioration de l'état général que par celle de l'état de la plaie. » Erreur évidente, effet d'idées préconçues.

3° Il arrive assez fréquemment, comme déjà on l'a fait ressortir, qu'un sujet étant atteint de plusieurs plaies, l'une d'elles seule se compliquera de pourriture d'hôpital, tandis que les autres ne cesseront pas de rester indemnes. Ce fait n'est pas contesté ; or ce seul fait n'est-il pas la preuve expérimentale que la pourriture de l'une des plaies ne vient pas du sang infecté généralement ? On a ici une expérience faite par la nature, pour me servir des expressions de M. Claude Bernard. Cependant, chose peu compréhensible, aucune de ces raisons n'a pu désabuser les partisans de la doctrine, et M. Salleron lui-même proclame l'infection primitive du sang comme un dogme inattaquable, ayant vu toujours, dit il, les troubles généraux dès le début. C'est qu'à l'armée d'Orient, où ce praticien a observé, on a été mal placé pour juger cet important détail de la question, toutes sortes d'affections fébriles graves ayant alors régné épidémiquement, et, dit M. Salleron, tous les blessés arrivant de Crimée étant afaiblis par l'ennui, la mauvaise nourriture, les fatigues, les privations, tous plus ou moins anémiques, plus ou moins scorbutiques. Je prouverai tout à l'heure que ces sortes de constitutions organiques facilitent la résorption des agents délétères qui se trouvent dans les plaies, et ainsi s'expliquera pourquoi, à l'armée d'Orient, les phénomènes généraux ont pu surgir dès le début de là pourriture d'hôpital.

Voici maintenant deux faits tirés de mon observation personnelle, et montrant que, dans la pourriture d'hôpital, tout le cortége des symptômes typhoïdes les plus caractérisés peut se dissiper du jour au lendemain sous la seule influence du traitement local.

Un homme est évacué sur mon hôpital, ayant un pied dans un état affreux de pourriture, avec fièvre, délire et langue sèche. Les linges du pansement sont notablement imbibés de sang, hémorrhagie qui se renouvelle depuis plusieurs jours, mais sans que l'on puisse en connaître la source, la plaie découverte n'ayant jamais laissé voir d'écoulement. J'applique le camphre et j'ordonne de laisser le pied hors des couvertures, espérant que par la fraîcheur l'hémorrhagie ne se reproduira pas. Déception. Le sang surgit abondamment et maintenant on le voit jaillir par saccades d'un petit vaisseau ouvert dans la profondeur. On appelle le chirurgien qui avait traité le blessé précédemment. Il applique le perchlorure de fer sur toute la plaie, et l'hémorrhagie est arrêtée pour ne plus se reproduire.

Cependant, les jours suivants, l'état du pied ne se modifie nullement sous les autres rapports et les accidents généraux sont encore plus grands que précédemment. Le malade vivra-t-il encore deux ou quatre jours? c'est la seule chose qui fait discussion pour les nombreux médecins de notre hôpital, et l'idée d'amputer ne vient à personne, tant l'état général est misérable.

Dans cette situation, je reviens au camphre, que j'applique aussi abondamment que possible, et voici qu'à notre grande surprise à tous, trois jours après, état local et état général ont cédé en même temps. Le sujet est ressuscité et guérira comme les précédents, sans plus accident aucun. C'est un nommé D..., du 25ᵉ de ligne, entré à l'hôpital de Rennes le 21 février et évacué sur Saint-Malo, en parfaite convalescence, le 30 mars.

L'autre fait, de même genre, s'est offert à Combourg, où, lors de ma visite dans cette localité, le chirurgien traitant, M. Dayo, ne cessait de m'exprimer son étonnement de ce que dans un des cas, compliqué d'état typhoïde grave, tout avait disparu en même temps avec le camphre, état local et état général.

Au premier abord, ces faits doivent paraître extraordinaires, presque inadmissibles; mais qu'on les rapproche de ceux produits par M. Salleron, sur la disparition rapide des troubles généraux avec un simple vomitif, et je dis que ces faits s'expliquent les uns par les autres.

En effet, ces expériences de M. Salleron, faisant disparaître les phénomènes généraux pour quelques jours avec un remède interne, ces expériences prouvent que, dans la pourriture d'hôpial, les troubles généraux ne se rattachent pas à des altérations anatomiques des tissus généraux de l'organisme, mais qu'ils tiennent tout simplement à la présence d'un agent délétère dans le sang, agent irritant le système nerveux. Cet agent provient de la plaie où les vaisseaux veineux et lymphatiques le résorbent, non pas tout à coup, mais d'une manière permanente et continue. Tout cela se passe d'abord à l'état latent, l'organisme se débarassant de l'agent par les voies ordinaires de l'élimination. Cependant la source ne cesse pas de fournir, et le moment arrive où la quantité circulant dans le sang est suffisante pour produire les phénomènes généraux. Et maintenant tout s'explique.

Donnez un vomitif, et vous activez les fonctions d'élimination, et les troubles généraux disparaîtront pour plusieurs jours, jusqu'à ce que la source ait envoyé de nouveau la quantité nécessaire pour la production de l'effet.

Supprimez la source elle-même, et l'apport n'ayant plus lieu, tandis que l'élimination continue par les voies naturelles, les troubles généraux cesseront de même, mais cette fois pour ne plus revenir.

Ainsi encore s'explique pourquoi, à l'armée d'Orient, les phénomènes généraux surgissaient, dès le début de la pourriture, chez les anémiques et les scorbutiques, l'*état de jeûne* favorisant la résorption, et le délabrement de l'organisme affaiblissant les fonctions d'élimination.

Ici, permettez-moi une petite digression sur la question à l'ordre du jour ; j'ai nommé *l'infection purulente.* Certes, dans cette affection, les altérations anatomiques ne font pas toujours défaut dans l'ensemble de l'organisme, consistant en noyaux purulents répandus dans divers organes, et conséquemment les soins donnés aux plaies cutanées ne peuvent pas ici toujours couper le mal. Non, certes ; mais M. Salleron a démontré par des faits nombreux que ces altérations anatomiques généralisées s'établissent très-tard, beaucoup plus tard qu'on ne se le figure, et c'est de cette manière qu'il explique les succès qu'il a obtenus avec le perchlorure de fer appliqué localement. Ces succès sont incontestables ; lisez notamment la IVe observation (mémoire cité, p. 380). Il s'agit d'une grave plaie d'un bras avec fracture de l'humérus. Déjà le malade a eu des frissons intenses pendant plusieurs jours, avec tremblement général et craquement des dents.

Le jour suivant (11 au matin), le blessé est triste, abattu, découragé ; la figure est très-pâle, livide, terreuse ; les conjonctives un peu jaunâtres ; les lèvres complétement décolorées ; la respiration, un peu accélérée, est toujours vésiculaire dans toute l'étendue de la poitrine, malgré la persistance de la toux qui est peu forte, *mais* assez fréquente, avec expectoration de quelques mucosités blanchâtres. Il y a inappétence complète ; le ventre est souple, indolent, sans tension des hypochondres, sans aucune douleur à la pression du côté du foie. Le moignon de l'épaule est assez fortement gonflé ; la plaie pâle, grisâtre, déprimée ; la suppuration presque nulle ; tout le membre engorgé, œdémateux. Le blessé est tout disposé à faire le sacrifice du membre ; mais l'amputation ne nous ayant jamais réussi dans l'intoxication purulente, après la manifestation des frissons caractéristiques je recule devant cette ressource extrême : *injection dans la plaie de perchlorure de fer,* suivie de douleurs vives... Tout l'après-midi, calme, bien-être complet ; pas de frissons le soir ; un peu de sommeil dans la nuit.

« Le 12, calme complet ; pas de fièvre ; toux plus rare et

moins forte ; diminution de l'engorgement du bras ; sortie, par
a plaie, *de matières noires et liquides qui tachent tout l'appareil.* » A partir de ce moment tout danger a disparu.

Cette observation et un grand nombre semblables du même
auteur prouvent clairement que, dans l'infection purulente aussi,
l'état général reste très-longtemps sous la dépendance de l'état
local, les principes morbides résorbés étant aussi longtemps
éliminés par les voies naturelles. Avec ces observations de
M. Salleron viennent concorder deux faits que j'ai recueillis en
1867, à Neuf-Brisach, et dont j'ai rendu compte dès cette époque
au conseil de santé.

Le nommé X... entra à l'hôpital, envoyé comme étant atteint
de fièvre typhoïde ; et, en effet, la fièvre était intense, la langue
sèche et l'expression de la figure caractéristique. Cependant, interrogé sur ses antécédents, cet homme déclara qu'il n'était
malade que de la veille, n'ayant absolument rien éprouvé d'anormal jusque-là, au point que la veille il a été à la baignade
comme les camarades, et c'est au retour qu'il a été saisi de son
mal actuel. Je le pressai de questions. Vous n'avez jamais été à
l'hôpital, lui dis-je ? — Non. — A l'infirmerie ? — Oui, à l'infirmerie, pour un abcès au pied ; mais la plaie est cicatrisée depuis
4 jours. — Montrez-moi le pied. Il y avait en effet une petite cicatrice insignifiante ; j'y introduis une lancette ; il en sort un
ichor brunâtre de la valeur d'un dé à coudre. Le lendemain,
sans autre remède, la fièvre était complétement tombée et
l'homme, rétabli entièrement dès ce moment, est sorti de l'hôpital 5 jours après, le 5 août, faire son service.

En rendant compte au conseil de santé de ce fait, je lui ai signalé un autre du même genre, qui s'était offert dans un des
trimestres antérieurs. Un soldat, malade depuis 8 jours, est entré
à l'hôpital présentant toutes les apparences d'une fièvre typhoïde
grave. Comme il se plaignait en même temps d'un mal de gorge,
j'examinai le pharynx et je vis les amygdales criblées de trous
remplis d'un pus épais. J'ordonnai de le faire gargariser toute la
journée avec de l'eau d'orge, ce qui fit aussitôt disparaître tous
accidents locaux et généraux.

Pour en revenir à la pourriture d'hôpital, je crois avoir démontré que, dans cette affection, c'est l'état local qui est l'état primitif, les phénomènes généraux étant seulement un effet de résorption putride, proposition qu'il m'importait d'établir solidement avant d'aborder la question de la nature de la maladie.

De la nature de la maladie.

La théorie que je vais exposer se base sur des faits positifs, déjà établis dans les descriptions des auteurs, faits qu'il me suffira, je crois, de grouper dans un certain ordre, pour en montrer l'enchaînement.

Dans une plaie compliquée de pourriture d'hôpital, il y a à considérer 1° le liquide de la plaie ; 2° la matière plus ou moins sèche qu'on y rencontre d'ordinaire ; 3° l'état des bords ; 4° l'état des tissus circonvoisins.

1° *Liquide de la plaie.* — C'est un liquide grisâtre, grumeleux, très-fétide, quelquefois brunâtre (coloration due à la présence d'un peu de sang). Ce liquide, et ici j'appelle l'attention, ce liquide est *âcre* et *corrosif*.

« J'ai vu plusieurs fois, dit M. Salleron, la pourriture ulcéreuse débuter non sur la surface traumatique, mais dans le pourtour de la plaie, sur les téguments excoriés par le contact de la matière devenue âcre et corrosive. On observait de petites ulcérations ponctuées qui s'agrandissaient rapidement, finissaient par se confondre, et augmentaient rapidement l'étendue de la plaie, en même temps qu'il s'en formait d'autres un peu plus loin destinées à parcourir les mêmes phases. » Cet important détail est extrait d'un mémoire autre que celui déjà cité, et que l'auteur a publié en 1858 sous le titre : *Compte rendu des amputations primitives et des amputations consécutives. (Recueil de médecine militaire,* 1858.)

Ce liquide se présente d'une manière différente, selon qu'on le considère dans telle ou telle forme de l'affection. Tandis que dans la forme ulcéreuse il se trouve abondamment sur la plaie (Legouest), passant par-dessus les bords (Salleron), tout au contraire, dans la forme pulpeuse, il fait à peu près complétement défaut sur la surface de la plaie où se voit la matière grisâtre, plus ou moins sèche; mais on en constate toujours une certaine quantité, sous les bords, dans les enfoncements des décollements.

2° *Matière plus ou moins sèche.* Cette matière est insensible, remplaçant la portion des tissus qui ont été détruits; elle est évidemment le résidu de la destruction; aussi l'affection a-t-elle été d'abord classée parmi les *gangrènes*, sous la dénomination de *gangrène humide.* Cette matière présente des différences d'aspect, selon que dans la région atteinte il y avait auparavant plus ou moins de graisse, présence ou absence d'aponévrose; c'est ainsi que dans une de mes observations relatées, où la plaie était située à la partie inférieure et externe du bras, sur le facialata, l'aspect de la pourriture a été caractérisé par un chirurgien présent, M. Saiget, sous la qualification de *pultacé*; d'après mes impressions personnelles, on aurait dit un assemblage imbriqué de petites lamelles de carton grisâtre macéré. Quand la pourriture est établie sur la cicatrice d'un moignon d'amputé, la matière sèche est caséeuse (Salleron).

Le degré de sécheresse de cette matière est variable; c'est ainsi que dans une des observations que j'ai publiées, la matière s'est présentée comme une dartre; d'ordinaire elle est plus ou moins humide. Naturellement les différences de cette nature se rattachent aux conditions d'écoulement des liquides au dehors, selon le siége des plaies et selon que les blessés sont levés ou couchés, dans tel décubitus ou dans tel autre.

Ajoutons que la destruction s'étant opérée aux dépens du tissu cellulo-graisseux, les matières grasses doivent dominer dans le résidu.

3° *Etat des bords.* — Dans la forme pulpeuse, les bords, comme on sait, sont ulcérés, déchiquetés, décollés, plus ou moins enflammés, douloureux; quelquefois l'inflammation prend le caractère d'un érysipèle grave, avec production d'eschares noires.

Dans la forme ulcéreuse, le décollement se présente d'une toute autre manière ; les bords, dit M. Legouest, sont relevés, l'excavation étant creusée en godet, de sorte qu'il n'y a guère d'enfoncements dans lesquels le liquide puisse stagner.

4° *État des tissus circonvoisins*. — C'est sur cet état que M. Salleron se trouve avoir vivement appelé l'attention. D'après lui, l'œdème de la périphérie ne fait jamais défaut, et, autre détail caractéristique, au fur et à mesure que les plaies grandissent, que l'ulcération s'avance, l'œdème aussi s'étend plus loin, de sorte que l'œdème est comme l'avant-garde de l'ulcération. Entre autres passages où l'auteur revient sur ce point, je dois citer le suivant où l'on verra pourquoi il n'a pas pu comprendre la signification des phénomènes qu'il a si bien observés. « Toujours, dit-il, l'affection locale se compliquait d'un engorgement séreux sous-jacent et périphérique plus ou moins étendu, suivant le siége de la blessure et suivant l'état organique des malades. Cette complication que l'on a si justement appelée *typhus traumatique*, m'a toujours paru la manifestation locale d'un état pathologique général... »

OEdème périphérique, manifestation locale d'une infection typhique primitivement généralisée.....! Non. L'œdème périphérique se relie tout simplement au liquide qui est visible tout à côté dans l'enfoncement des décollements ; c'est celui-ci qui infiltre les tissus voisins où ses qualités âcres et corrosives provoquent une sécrétion abondante de sérosité, dans laquelle il se trouve étendu ; aussi, dans la forme ulcéreuse, dans laquelle le liquide s'écoule en dehors de la plaie, l'engorgement périphérique est-il bien moindre : « l'engorgement œdémateux des parties, dit M. Legouest, est beaucoup plus considérable dans la forme pulpeuse que dans la forme ulcéreuse. »

Tels sont les faits établis depuis longtemps empiriquement et dont voici, ce me semble, une explication bien simple. Le liquide de la plaie, liquide âcre et corrosif, est un *virus*, un *ferment*. Si dans la forme pulpeuse, les bords sont douloureux, d'un rouge livide, déchiquetés, quelquefois érysipélateux, c'est parce que le liquide âcre et corrosif est là, dans l'enfoncement des décollements. Plus loin, sous la peau, le liquide ne produit pas ces effets, parce ce qu'il se trouve étendu dans une grande quantité de sérosité, et sans doute aussi parce qu'il n'y est pas en rapport avec l'oxygène de l'air nécessaire aux ferments. Ce virus se multiplie aux dépens du tissu cellulo-graisseux qu'il détruit et qui se trouve ainsi être son corps fermentescible. Le résidu de cette destruction est représenté par les portions de tissu tombé en gangrène. De là aussi la marche de la pourriture envahissant toujours les parties voisines encore saines. Dans les cas exceptionnels où la pourriture s'étend dans la profondeur des tissus, probablement le liquide âcre et corrosif se trouve rassemblé sous la couche du détritus, couche sans doute alors moins consistante et laissant passer l'oxygène de l'air. Dans la forme ulcéreuse le résidu de la destruction se trouve entraîné avec le liquide qui s'écoule au dehors de la plaie. Bref, la pourriture des plaies, maladie primitivement locale, est une fermentation, dégageant des gaz fétides, et ainsi que je l'ai démontré précédemment, l'ensemble de l'organisme ne souffre de cette fermentation que par résorption accidentelle de matières putrides et par affaiblissement, suite de la douleur.

Cette théorie peut être vérifiée expérimentalement de deux manières. D'abord par l'inoculation. Déjà, comme on sait, des essais ont été faits dans ce sens. Le premier qui a décrit l'affection sous sa dénomination actuelle de pourriture d'hôpital, Pouteau, a contracté le mal en se piquant. Ollivier, expérimentant directement, s'est inoculé la maladie. Mais voici que Willaume se trouve avoir échoué complétement dans une série de tentatives (*Dictionnaire*, en 60 volumes). Enfin, dans ces derniers temps, l'inoculation a été de nouveau suivie de ses effets caractéristiques. « Plusieurs de nos aides, dit M. Legouest, contractèrent la pourriture en Orient, à la suite de piqûres aux doigts faites avec des épingles, en pansant des blessés. » Cette opposition absolue entre les faits positifs et négatifs provient sans doute de ce que les expérimentateurs auront inséré des éléments différents de la pourriture des plaies. D'après ma théorie, c'est avec le liquide pris dans l'enfoncement des décollements qu'il faudrait expérimenter.

L'autre manière de vérifier la chose expérimentalement est la suivante. Étant donnée une plaie avec pourriture d'hôpital, cherchons le moyen de faire écouler tout le liquide qui existe et sous les bords et dans les parties ambiantes. Si le mal est arrêté aussitôt, il sera démontré expérimentalement que c'est le liquide qui est l'agent destructeur. Eh bien ! l'expérience a été faite par M. Salleron ; car, d'après lui, tel serait précisément le mode d'action du perchlorure de fer, et toutes ses observations révèlent ce mécanisme.

Voici un passage où il se résume : « Appliqué sur une plaie compliquée de pourriture d'hôpital, le perchlorure de fer exerce une action irritante et attractive ; il fait affluer à l'extérieur la sérosité contenue dans les vaisseaux superficiels, et surtout celle qui imbibe les tissus, qui constitue l'engorgement sous-jacent et périphérique » (*Mémoire*, 1859, page 326). Les phénomènes se succèdent dans l'ordre suivant : Vingt-quatre heures après l'application du perchlorure de fer, une sorte d'eschare est produite, eschare adhérente aux bords de la plaie. Ces bords se trouvent soulevés par le liquide rassemblé au-dessous, et qui ne tarde pas à se faire jour au dehors et à *ruisseler* dès lors sur la plaie. Cet écoulement continue jusqu'à ce que l'engorgement périphérique soit complétement dissipé (page 320). L'attraction sur le liquide a paru tellement évidente à M. Salleron, qu'il considère le perchlorure de fer comme une sorte d'*épipastique*, c'est-à-dire agent qui, étant appliqué sur la peau, détermine l'*exsudation* d'un liquide (page 325). M. Salleron donne encore une autre explication de cette facilité d'écoulement, et qui me paraît mieux fondée.

Le perchlorure de fer a la propriété de précipiter l'albumine du liquide des plaies et rend ainsi celui-ci plus fluide. Et, en effet, ce liquide est de sa nature visqueux et gluant. « Dans la forme ulcéreuse, dit M. Legouest, il s'offre comme un *ichor tenace*, et déjà le célèbre Boyer a donné comme premier signe de l'apparition de la pourriture d'hôpital sur les plaies un enduit *visqueux* sur la surface des chairs. C'est donc dans la propriété de fluidifier le liquide de la pourriture que paraît consister la vertu du perchlorure de fer. Malheureusement cet agent, appliqué d'après le mode d'emploi de M. Salleron, c'est-à-dire avec un plumasseau de charpie qui doit en être imbibé continuellement pendant plusieurs heures et presque journellement, provoque des douleurs atroces, dont l'auteur trace lui-même le pénible tableau. C'est une véritable torture. On appelle cela du *chlorure de fer*, lui a dit un de ses blessés, mais c'est du *chlorure d'enfer*. Ainsi s'explique pourquoi l'emploi du perchlorure de fer compte beaucoup d'insuccès, les chirurgiens ne l'appliquant pas avec la persistance stipulée par M. Salleron, de sorte que le remède, n'étant pas employé selon les conditions indiquées, aboutit trop souvent à des améliorations seulement passagères.

Il y a un autre moyen de débarrasser les plaies de leurs liquides, moyen bien plus simple et inoffensif, c'est l'emploi des poudres absorbantes ; aussi, parmi les remèdes depuis longtemps préconisés empiriquement contre la pourriture d'hôpital, compte-t-on le mélange connu de poudres de quinquina, de charbon et de camphre. Mais le quinquina et le charbon absorbent difficilement un ichor tenace, qu'il faudrait simultanément fluidifier ; or, c'est cette condition qui se trouve réalisée avec la poudre de camphre employée seule et dissolvant les matières grasses.

Quand on applique sur la pourriture une quantité suffisamment abondante de poudre de camphre, une partie de cette poudre se dissout dans les graisses, qu'elle fluidifie et qu'elle transforme ainsi en huile camphrée saturée de l'agent. L'excédant, qui ne se dissout pas, absorbe après cela tous les liquides et forme un magma adhérent au fond des plaies. Si, de plus, il est vrai que le camphre a des propriétés fermenticides, et si l'on considère qu'avec l'application aussi abondante de la poudre les plaies restent pendant plusieurs heures à l'abri de l'oxygène de l'air, on s'expliquera et la rapidité et la constance des succès que j'ai obtenus avec ce moyen. Avec la poudre de camphre employée en quantité suffisante, le ferment est à la fois asphyxié, directement tué et attiré en dehors de l'organisme (1).

---

(1) L'essence de térébenthine, déjà anciennement préconisée par Dussaussoy et conseillée de nouveau dans ces derniers temps (*Union médicale*, nº du 23 juillet 1868), a également la propriété de se dissoudre dans les graisses ; mais l'application en est douloureuse, et s'il en tombe à côté sur les tissus sains, elle détermine des brûlures ; c'est ce que j'ai vu arriver cette année-ci au Mans.